BEI GRIN MACHT SICH IHR WISSEN BEZAHLT

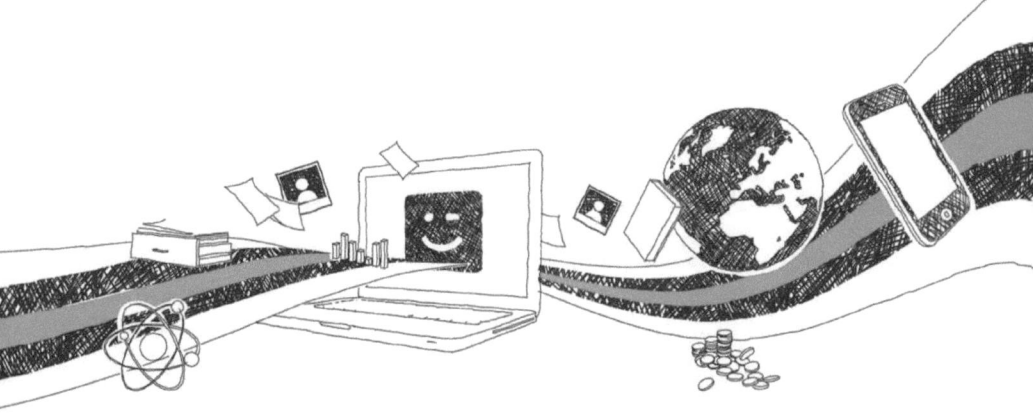

- Wir veröffentlichen Ihre Hausarbeit, Bachelor- und Masterarbeit

- Ihr eigenes eBook und Buch - weltweit in allen wichtigen Shops

- Verdienen Sie an jedem Verkauf

Jetzt bei www.GRIN.com hochladen und kostenlos publizieren

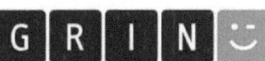

Karl-Heinz Haudum

Autismus bei Kindern. Ergotherapeutische Behandlungsmethoden

Ein Leitfaden für ergotherapeutische Behandlungsansätze

GRIN Verlag

Bibliografische Information der Deutschen Nationalbibliothek:

Die Deutsche Bibliothek verzeichnet diese Publikation in der Deutschen National-bibliografie; detaillierte bibliografische Daten sind im Internet über http://dnb.d-nb.de/ abrufbar.

Dieses Werk sowie alle darin enthaltenen einzelnen Beiträge und Abbildungen sind urheberrechtlich geschützt. Jede Verwertung, die nicht ausdrücklich vom Urheberrechtsschutz zugelassen ist, bedarf der vorherigen Zustimmung des Verlages. Das gilt insbesondere für Vervielfältigungen, Bearbeitungen, Übersetzungen, Mikroverfilmungen, Auswertungen durch Datenbanken und für die Einspeicherung und Verarbeitung in elektronische Systeme. Alle Rechte, auch die des auszugsweisen Nachdrucks, der fotomechanischen Wiedergabe (einschließlich Mikrokopie) sowie der Auswertung durch Datenbanken oder ähnliche Einrichtungen, vorbehalten.

Impressum:

Copyright © 2007 GRIN Verlag GmbH
Druck und Bindung: Books on Demand GmbH, Norderstedt Germany
ISBN: 978-3-638-83950-1

Dieses Buch bei GRIN:

http://www.grin.com/de/e-book/81435/autismus-bei-kindern-ergotherapeutische-behandlungsmethoden

GRIN - Your knowledge has value

Der GRIN Verlag publiziert seit 1998 wissenschaftliche Arbeiten von Studenten, Hochschullehrern und anderen Akademikern als eBook und gedrucktes Buch. Die Verlagswebsite www.grin.com ist die ideale Plattform zur Veröffentlichung von Hausarbeiten, Abschlussarbeiten, wissenschaftlichen Aufsätzen, Dissertationen und Fachbüchern.

Besuchen Sie uns im Internet:

http://www.grin.com/

http://www.facebook.com/grincom

http://www.twitter.com/grin_com

Inhaltsverzeichnis

Anmerkung des Autors

Um in der Arbeit eine einheitliche Schreibweise zu verwenden, wählte der Autor das männliche Pronomen, da es unter den autistischen Kindern mehr Jungen als Mädchen gibt.
Einzig bei der Berufsbezeichnung „Ergotherapeutin" wird die weibliche Form verwendet, um dem überwiegenden weiblichen Anteil dieser Berufsgruppe gerecht zu werden.

„Die Autisten sind wie ein vergessenes Volk. Man kann sie

nur verstehen wenn man in ihre Welt eindringt. Sie können

uns ganze Bereiche unserer verlorenen Kindheit

wiedergeben."

(Lefevre.F: 1997)

1. Einleitung

Seit dem Kinohit „Rain Man" mit Dustin Hoffmann oder „Das Mercury Puzzle" hat das Krankheitsbild Autismus viel Interesse in der Öffentlichkeit geweckt, welches weit über den Kreis der Fachleute hinausgeht. (vgl. Kehrer 1989:23)

Ein Vorteil dieser Popularität ist, dass Eltern, deren autistisches Kind durch unangepasstes Verhalten auffällt, vermutlich mit mehr Verständnis in der Öffentlichkeit rechnen können wenn der Name der Störung genannt wird. Auch die finanzielle Unterstützung ist in Abhängigkeit vom Bekanntheitsgrad gestiegen. Ein Nachteil besteht darin, dass durch die Kinofilme der Begriff Autismus eine Verallgemeinerung der Störungssymptomatik erhält. (z.b. alle autistischen Menschen lernen in kürzester Zeit Telefonbücher auswendig). (vgl. Weiß 2002: 11)

Obwohl die sozialen und kommunikativen Schwierigkeiten, die starren und zwanghaften Verhaltensweisen ein Leben lang in irgendeiner Form erhalten bleiben, unterscheiden sich Schwere und Ausmaß der Verhaltensprobleme der betroffenen Menschen deutlich. Insbesondere bestimmen Intelligenz und Sprachfähigkeit in der Entwicklung den Schweregrad der Erkrankung. (Poustka et al. 2004: 8)

Der Autor teilt die Arbeit in 5 Kapitel:

- Im ersten Kapitel werden die Problemdarstellung, die Definition, die Formen bzw. die Ursachen der autistischen Störung dargestellt.

- Im zweiten Kapitel beschreibt der Verfasser die Methoden und Vorgangsweise der Arbeit.

- Im dritten Kapitel wird die Datenanalyse sowie die Darstellung der Experteninterviews bearbeitet.

- Im vierten Kapitel wird ein Fallbeispiel angeführt und eine Therapiestunde nach den Schwerpunkten beschrieben.

- Die Parallelen und die Ergebnisdarstellung wird im fünften Kapitel bearbeitet.

1.1. Problemdarstellung

In der Literatur (z.B. Weiß, 2002 und Poustka et al, 2004) findet man viel Theorie über Behandlungsansätze bei Autismus, aber wenig Beschreibungen von Therapieeinheiten. Durch den bereits oben angeführten Bekanntheitsgrad werden Therapeutinnen zunehmend mit dem Krankheitsbild Autismus konfrontiert. Diese Arbeit soll dazu beitragen, dass die speziell im Fachbereich Pädiatrie tätigen Ergotherapeutinnen in ihrer Arbeit unterstützt werden.

„Allerdings müssen die Therapeuten mit den besonderen Bedingungen der   Behandlung von Kindern mit Autismus vertraut sein. Ergotherapeutische Maßnahmen können zu neuen Erfahrungen und einer Schärfung der Sinne durch den Umgang mit vielfältigen Materialien und deren konstruktive Verwendung führen." (Poustka et al. 2004: 57)

Diese Arbeit beschäftigt sich mit dem Thema:
„Ergotherapeutische Behandlungsmethoden bei autistischen Kindern" und dazu stellen sich die Fragen, „Wie beschreiben erfahrene Ergotherapeutinnen eine gut gelungene Therapieeinheit bei autistischen Kindern und sind Parallelen bei diesen Therapieansätzen zu erkennen.

1.2. Autismus

Autismus ist eine tiefgreifende Entwicklungsstörung. Sie beruht auf einer angeborenen, unheilbaren Wahrnehmungs- und Informationsverarbeitungsstörung des Gehirns, welche sich bereits im frühen Kindesalter bemerkbar macht. Die Kernsymptomatik bei allen autistischen Behinderungen äußert sich in Problemen bei der Kommunikation mit anderen Menschen sowie in grundlegenden Unterschieden in der Verarbeitung von Sinneseindrücken, welche zu Verhaltensauffälligkeiten verschiedenster Art sowie zu stereotypen oder ritualisierenden Verhaltensweisen führen können. Das Ausmaß und die Auswirkungen dieser Probleme sowie die spezielle Form, in der sie sich zeigen, sind sehr unterschiedlich. (vgl. Dzikowski 1996:18)

4

1.3. Historisches

Im Mittelalter herrschte die Ansicht, dass Kinder mit Verhaltensstörungen von Dämonen besessen oder ganz von Gott inspiriert waren – der Umgang mit ihnen dürfte dementsprechend variiert haben. Im 18./ 19. Jahrhundert wurden diese Menschen in großen, stationären Einrichtungen untergebracht, unter ihnen auch Patienten mit autistischen Störungen. Bis ins 20. Jahrhundert hatte man jedoch keinen Namen für diese Krankheit. (vgl. Weiß 2002: 12)

Autismus wurde erstmals in den 40er Jahren beschrieben. Leo Kanner, ein Arzt aus Österreich, der später in die Vereinigten Staaten auswanderte, behandelte mehrere Kinder, die wenig Kontakt zu anderen Menschen aufnahmen und Veränderungen ihres Tagesablaufs sowie ihrer Umgebung nicht ertragen konnten. (Poustka et al. 2004: 7) Kanner konzentrierte sich bei den Symptomen auf zwei zentrale Eigenschaften:
1. Beharren auf Unverständlichkeit der täglich wiederholten Routinehandlungen.
2. Extreme soziale Isolation, die innerhalb der ersten zwei Lebensjahre beginnt.

Diese Einschränkungen sorgten für Verwirrung, da bei vielen Kindern die typisch autistische Struktur gefunden, aber nicht die 2 Kriterien, mit denen nur Fälle des klassischen Autismus diagnostiziert werden. Der österreichische Psychiater Hans Asperger, entdeckte etwa in der gleichen Zeit, unabhängig von Kanner, bei einer Gruppe von Jugendlichen eine Struktur abnormen Verhaltens, für die er die Bezeichnung „autistische Psychopathie" wählte, worunter er eine Abnormität der Persönlichkeit verstand. (vgl. Aarons 2000: 21f)

Die Wahl des Wortes „autistisch" für das besondere Verhalten der beschriebenen Kinder geht in beiden Fällen auf den Psychiater Eugen Bleuler zurück, der diesen Begriff 1911 prägte. Er verwendete diesen Ausdruck allerdings im Zusammenhang mit einem Zustand der bei schizophrenen Menschen auftritt. Das Wort leitet sich vom griechischen „autos" (αυτός) her, das „selbst" bedeutet. Gemeint ist damit der Rückzug eines Menschen aus der sozialen Umwelt und damit eine Einengung auf sein eigenes Selbst. (vgl. Weiß 2002: 13)

1.4. Klassifikation und Symptomatik

Die beiden wichtigsten Diagnosemanuale mit internationaler Anerkennung und Verbreitung lauten DSM – IV (Diagnostisches und Statistisches Manual Psychischer Störungen) und ICD – 10 (International Classification of Mental Diseases). Beide ordnen übereinstimmend sowohl die Autistische Störung als auch das Asperger Syndrom den tiefgreifenden Entwicklungsstörungen zu. (vgl. Weiß 2002: 14)

Da in Österreich eher die Kriterien des ICD – 10 verwendet werden, wird in der Arbeit ausschließlich dieses Manual verwendet.

1.4.1. Formen des Autismus

Autismus wird in der ICD – 10, dem Klassifikationssystem für Krankheiten der Weltgesundheitsorganisation, als tiefgreifende Entwicklungsstörung mit dem Schlüssel F 84 aufgeführt. Im deutschsprachigen Raum wird hauptsächlich zwischen zwei Formen des Autismus unterschieden.
Zum ersten der frühkindliche Autismus F84.0, auch Kanner Syndrom oder Infantiler Autismus genannt, dessen auffälligstes Merkmal neben der Verhaltensabweichung eine stark eingeschränkte Sprachentwicklung ist. Vor dem dritten Lebensjahr manifestiert sich eine auffällige und beeinträchtigte Entwicklung in mindestens einem der folgenden Bereiche:

1. rezeptive oder expressive Sprache, wie sie in der sozialen Kommunikation verwandt wird
2. Entwicklung selektiver sozialer Zuwendung oder reziproker sozialer Interaktion
3. funktionales oder symbolisches Spielen
www.autismus-online.de (07/01/22)

Die zweite Hauptform des Autismus ist das Asperger Syndrom F 84.5.
Das Asperger Syndrom unterscheidet sich vom frühkindlichen Autismus v.a. durch die durchschnittliche bzw. überdurchschnittliche sprachliche sowie kognitive Entwicklung, die mit einer motorischen Entwicklingsverzögerung einhergeht. Der Beginn der Erkrankung ist bei dieser Störung in der Regel etwas verzögert. (vgl. Weiß 2002:26)

Eine weitere Variante ist der atypische Autismus F 84.1.

Dieser entspricht den Richtlinien für den frühkindlichen Autismus, jedoch mit verspätetem, atypischen Erkrankungsalter und bzw. oder fehlender Symptome aus einem der drei oben angeführten Störungsbereiche. (vgl. Poustka et al 2004:16)

Unter Experten gilt seit neuem eine weitere Unterscheidung des frühkindlichen Autismus, den „high – functioning autism" (HFA) bzw. der „low – functioning autism" (LFA). Beide Termini gelten als eine noch nicht offizielle diagnostische Untergruppe des Autismus. (vgl. Weiß 2002:13)

Als HFA bezeichnet man Menschen mit frühkindlichem Autismus, die keine geistige Behinderung (IQ> 70) aufweisen und nach einer zunächst verzögerten Sprachentwicklung meist gute verbale Fähigkeiten besitzen. Mit LFA werden Menschen mit frühkindlichem Autismus bezeichnet, die geringe sprachliche Fähigkeiten und eine Intelligenzminderung vorweisen. (Poustka et al 2004:11)

Ferner sollte man Abgrenzungen zu folgenden Störungen vornehmen:
Tourett – Syndrom, Hyperkinetische Störung, Rett – Syndrom, Entwicklungsstörungen, Hospitalismus, Elektiver Mutismus, Reaktive Bindungsstörung, Kindliche Schizophrenie, Landau – Kleffner Syndrom, Expressive Sprachstörung, Kombinierte Rezeptiv – Expressive Sprachstörung und Intelligenzminderung mit emotionaler Verhaltensstörung. (Weiß 2002:27) Das Aufzählen und Beschreiben aller Differentialdiagnosen würde den Rahmen der Arbeit sprengen.

Eine Tabelle soll eine noch bessere Veranschaulichung der Symptome bieten.

	frühkindlicher Autismus (HFA und LFA)	Asperger-Syndrom (AS)
erste Auffälligkeiten	ab dem 10.-12. Lebensmonat	ab 3. Lebensjahr
Blickkontakt	selten, flüchtig	selten, flüchtig
Sprache	in der Hälfte der Fälle Fehlen einer Sprachentwicklung; ansonsten verzögerte Sprachentwicklung, anfangs oft Echolalie, Vertauschen der Pronomina	frühe Entwicklung einer grammatisch und stilistisch hoch stehenden Sprache, oft pedantischer Sprachstil, Probleme beim Verstehen von Metaphern
Intelligenz	teilweise geistige Behinderung, teilweise normale Intelligenz	normale bis hohe Intelligenz, teilweise Hochbegabung
Motorik	keine Auffälligkeiten, die auf den Autismus zurückzuführen sind	häufig motorische Störungen, Ungeschicklichkeit, Koordinationsstörungen

Tab 1: www.autismus-online.de

1.4.2. Früherkennung

Ein großes Problem des Autismus ist die Erkennung bzw. die Diagnoseerstellung der Krankheit (ICD – 10), da zwischen Autismus und Entwicklungsverzögerungen mit den entsprechenden Auffälligkeiten unterschieden werden muss. Diese können sich äußern durch unstillbares Schreien (Schreibabys), motorische Unruhe, allgemeine Passivität oder auffälligem Blick- und Körperkontakt. Je früher allerdings die Störung diagnostiziert wird, desto früher kann mit der geeigneten Therapie begonnen werden. (vgl. Ensslen/ Berner 2001:288)

8

1.4.3. Häufigkeit

Die Studien weisen keine einheitlichen Daten auf, da unterschiedliche Untersuchungsansätze bzw. Definitionen vorliegen. In der USA wird die Diagnose frühkindlicher Autismus wesentlich häufiger (20/ 10.000) als im europäischen Raum (3-4/ 10.000), (vgl. Mailloux 2004: 396) gestellt.

In Österreich sind etwa 48.500 Kinder vom Autismus betroffen, bei denen ca. 13.600 die Diagnose „frühkindlicher Autismus" gestellt wurde.
Burschen sind im Vergleich zu Mädchen 4:1 überrepräsentiert.
www.autistenhilfe.at (06/12/12)

1.5. Ursachen

Meist spielen mehrere Faktoren eine Rolle, die Hauptursachen liegen aber in einer neurologisch – hirnorganisch beeinträchtigten Fehlfunktion des Gehirns, die sich in einer Störung der Wahrnehmungsverarbeitung auswirkt, sowie in der genetischen Komponente. (vgl. Müller – Teusler 1999:89)

In den folgenden Abschnitten werden einzelne Ursachengruppen beschrieben, dabei gilt für alle beschriebenen Ursachen: Liegt eine der genannten Störungen vor, muss diese nicht zur Entwicklung eines Autismus führen und umgekehrt muss ein autistischer Mensch nicht zwangsläufig die beschriebene Störung haben. (vgl. Dzikowski 1996:39)

Im Folgenden wird die von Dzikowski (1996) vorgelegte Gliederung bezüglich der Verursachungstheorien zugrunde gelegt. Er unterscheidet 6 große Gruppen.

1.5.1. Genetische Verursachungstheorie

Früher war man lange auf der Suche nach „der Ursache" von Autismus, bereits 1944 wurden von Asperger genetische Einflüsse vermutet. Heute nimmt man an, dass mehrere Gene beteiligt sind, die v.a. während der Entwicklung des Gehirns aktiv sind, und dass verschiedene Faktoren bei der Genese beteiligt sind (multifaktorielle Verursachung).
Verschiedene Arbeitsgruppen, speziell um Poustka und Gillberg, beschäftigen sich damit, bestimmte Regionen auf Chromosomenveränderung zu identifizieren. Dabei scheinen das Chromosom 7, das Chromosom 15 und das Geschlechtschromosom eine wichtige Rolle zu spielen. Die endgültigen Ergebnisse bleiben abzuwarten. (vgl. Weiß 2002:21)

Auch Familien – und Zwillingsstudien ergeben eindeutige Hinweise, dass die Erkrankung einem genetischen Faktor zugrunde liegt. Die Wahrscheinlichkeit, dass bei einem autistischen Zwillingskind auch der andere Zwilling betroffen ist, beträgt bei eineiigen Zwillingen ca.95, 7 % und bei zweieiigen Zwillingen 23,5%. Das Erkrankungsrisiko für Geschwister von autistischen Kindern liegt bei etwa 3%. (vgl. Spiel/ Gasser 2001:228)

1.5.2. Neurologische Verursachungstheorie

Die Wissenschaft geht davon aus, dass bei autistischen Menschen strukturelle und funktionelle Störungen des zentralen Nervensystems vorliegen, die eine Folge der genetischen oder anderen vorgeordneten organischen Prozesse sind. Die Forschung hat ergeben, dass die meisten Betroffenen eine neurologische Auffälligkeit zeigen, z.b. Unregelmäßigkeiten der elektrischen Hirnströme oder Störungen in der Grob – und Feinmotorik. Die Befunde sind aber ebenso uneinheitlich, wie diejenigen zur Genetik. (vgl. Poustka et al 2004:32)

1.5.3. Psychologische Verursachungstheorie

Auf Grund von Untersuchungen mit betroffenen Zwillingen und Familien mit autistischen Kindern weiß man, dass Umweltfaktoren nur einen geringen Einfluss auf die Entstehung der Erkrankung haben. Autismus entsteht bestimmt nicht durch familiäre Konflikte oder Erziehungsfehler und ist kein seelisches Leiden. (Krämer 1998:4)

Dies bedeutet jedoch nicht, dass ein konsequenter und verständnisvoller Umgang mit dem Kind unwichtig wäre. Im Gegenteil, eine sorgfältige Förderung durch die Eltern kann einen sehr positiven Effekt auf die Therapie und auf das Verhalten des Betroffenen ausüben. (vgl. Poustka et al 2004:33)

1.5.4. Chemische und biochemische Verursachungstheorie

Die chemischen und biochemischen Verhaltenstheorien entstanden etwa Mitte der sechziger Jahre. Mit der Weiterentwicklung der Untersuchungsmethoden und der Kenntnisse über die chemischen Abläufe im menschlichen Körper wurden die dazugehörigen Studien immer genauer und bedeutender und heute werden diesem Bereich richtungsweisende und erfolgversprechende Möglichkeiten zugesprochen. (vgl. Dzikowski 1996:43)

Der Serotoninspiegel ist z.b. verantwortlich für die Bereiche Schlaf, Essen, Stimmung und Schmerz. Bei Menschen mit Autismus finden sich bezüglich des Serotoninspiegels häufig Abweichungen, dieses Phänomen kann jedoch auch bei Menschen mit geistiger Behinderung auftreten. Hingegen ist der Zusammenhang zwischen Autismus und einer veränderten Dopamin - Aktivität, die verantwortlich für die Motorik und Kognition aber auch für das Ess – und Trinkverhalten ist, wesentlich spezifischer und ein deutlicher Hinweis auf eine autistische Störung. (vgl. Weiß 2002:23)

1.5.5. Informations – und/ oder Wahrnehmungsverarbeitungsstörung

Trotz unterschiedlicher Meinungen zu den Primärursachen bei Autismus herrscht fast völlige Übereinstimmung, dass es sich bei diesem Krankheitsbild um eine Besonderheit in der Wahrnehmungsverarbeitung handelt, das heißt, nicht die Wahrnehmung an sich ist gestört sondern die wahrgenommenen Eindrücke werden anders bewertet und verarbeitet als gewöhnlich. (vgl. Poustka et al 2004:34)

Die Ursache der Wahrnehmungsverarbeitungsstörungen ist hingegen umstritten, die Thesen umfassen die bereits angeführten Verursachungstheorien wie (bio-) chemische, psychologische, neurologische oder genetische Faktoren. Aber auch andere Krankheiten werden als mögliche Ursache vermutet. (vgl. Dzikowski 1996:56)

1.5.6. Verursachungstheorie im Zusammenhang mit anderen Krankheiten

Ein möglicher auslösender Faktor kann eine Erkrankung sein, die normalerweise völlig unabhängig von autistischen Verhaltensweisen auftritt. Dazu gehören Röteln der Mutter, frühkindliche Spasmen, Folgen der Pockenschutzimpfung, die Tuberöse Sklerose und andere diverse Erkrankungen wie z.b. das fragile X – Syndrom. Auszuschließen ist auf jeden Fall, dass eine der genannten Erkrankungen der alleinige Verursacher sein kann, allerdings können bestimmte Krankheiten als auslösender Faktor betrachtet werden. (vgl. Aarons 2000:34)

Der Zusammenhang zwischen den unterschiedlichen Verursachungstheorien wird im Konzept der Faktorentheorie nochmals deutlich. In Abbildung 1 wird dargestellt, welche Ursachen gemeinsam wirken können und welche Folgen sich daraus ergeben. (vgl. Dzikowski 1996:207)

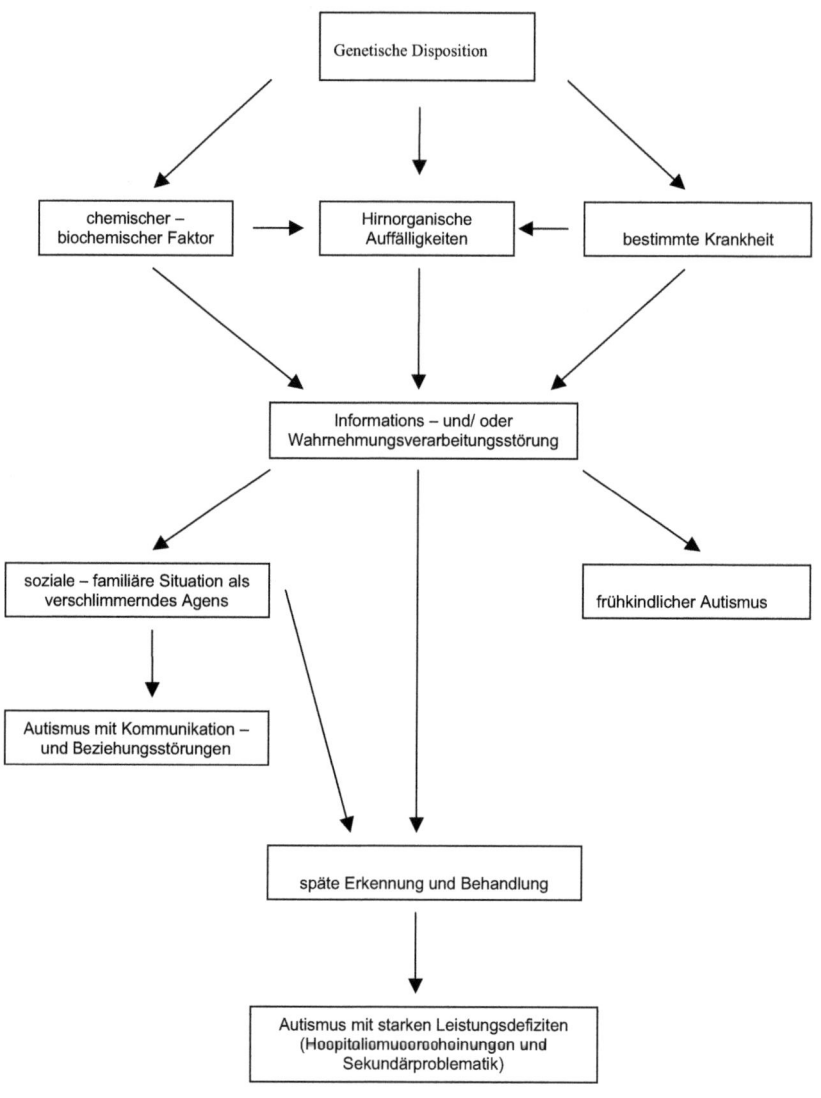

Abbildung 1: Das faktorentheoretische Modell (Dzikowski 1996:208, in Anlehnung an Kehrer)

1.6. Soziale Interaktion/ Kommunikation

Die Schwierigkeit bzw. Unfähigkeit autistischer Kinder, adäquate Beziehungen zu ihren Mitmenschen einzugehen, ist eines der beiden schon von Kanner (1943) besonders herausgestellten Merkmale, die kennzeichnend für diese Störung sind. Neben dem Beharren auf Unveränderlichkeit der täglichen wiederholten Routinehandlungen ist es diese extreme soziale Isolation (oft auch „autistische Einsamkeit" genannt), die Kanner als zentral für diese Störung ansah. (vgl. Weiß 2002:133)

Noch mehr als die Besonderheiten in den Bereichen Sprache und Interessen, die in den ersten Lebenswochen und Monaten noch nicht sichtbar sind, kommt es häufig zu dem Problem, welches die Eltern autistischer Kinder das Leben mit ihnen von Anfang an besonders schwer macht. In vielen Fällen wird schon das Verhalten des Säuglings von der Mutter als abwesend erlebt, so dass es in einer frühen Mutter – Kind – Beziehung durch das fehlen einer angemessenen Reaktion des Kindes auf die Kommunikationsangebote seiner Mutter zusätzlich zu einer sekundären Beziehungsstörung kommen kann. (vgl. Weiß 2002:134)

1.7. Verlauf und Prognose

Der Verlauf einer autistischen Störung ist ganz individuell und ist abhängig von der Störungsart, Begleiterkrankungen, Beginn der Therapie oder sonstigen Schwierigkeiten. Aufgrund ihrer guten geistigen Fähigkeiten haben Betroffene mit dem Asperger – Syndrom jedoch die besseren Chancen ein relativ normales und selbstständiges Leben zu führen. (vgl. Poustka et al. 2004:28)

Im Alter von 0 – 2 Jahren kann sich Autismus durch Schlafprobleme, Schwierigkeiten bei der Nahrungsaufnahme und wenig bis keine Sozialisation äußern. Auch kann sich die Krankheit durch Berührungs- oder Geräuschprobleme bemerkbar machen. Fast immer verzögert sich die Sprach- und Laufentwicklung. Im Vorschulalter entwickelt sich das Vollbild der Erkrankung, das sich in extremes Beharren auf Gleichförmigkeit und im repetitiven Spiel äußern kann. Die meisten Kinder beginnen in dieser Phase mit einer sehr einfachen Kommunikation. Während des Schulalters bis zur Jugend kann die Schwere der Krankheit etwas nachlassen, so dass ein begrenzter sozialer Kontakt möglich sein kann. (vgl. Poustka et al. 2004:29)

Bei entsprechender Förderung durch die Umwelt sind Entwicklungsfortschritte bis ins Erwachsenenalter möglich. (vgl. Bartels 2003:16)

2. Methoden

2.1. Vorgangsweise

Damit der Arbeit ein gutes Fundament geboten werden konnte, wurde ein Fragebogen erstellt der dem Autor Informationen über die Therapeutinnen geben soll, mit denen in weiterer Folge ein Experteninterview geführt wurde.

Der Fragebogen gliedert sich in zwei Teile. Im ersten Teil wurden allgemeine Fragen beantwortet, die zur Erhebung der Berufserfahrenheit, Fortbildungen der Therapeutinnen, der Zuweisungsgründe und der Frequenz der behandelten Kinder dienen soll. Im zweiten Teil wurden spezielle Fragen zum Thema Behandlung von autistischen Kindern gestellt, damit diverse Probleme, Anforderungen und Ziele erhoben werden konnten. Der Fragebogen wurde nach telephonischer Absprache an dreizehn Ergotherapeutinnen die im Fachbereich Pädiatrie mit autistischen Kindern arbeiten über E- mail im Februar 2007 ausgeschickt, und anschließend beantwortet wieder an den Verfasser, entweder über dem elektronischen oder dem Postweg, bis Ende April zurückgesandt. Von den dreizehn Fragebögen wurden neun beantwortet und retourniert. Davon wurden wiederum fünf Expertinnen ausgewählt, die den Kriterien des Autors am besten entsprachen. Der Fragebogen und deren Auswertung werden im Anschluss der Arbeit im Anhang präsentiert.

2.2 Kriterien

Für die Auswahl der Expertinnen wurden folgende Kriterien festgelegt.

• Sie haben mindestens fünf Jahre Berufserfahrung im Fachbereich Pädiatrie

• Sie können bei mindestens drei autistischen Kindern Therapieerfahrung vorweisen

• Sie können zumindest eine zielorientierte, gut gelungene Therapieeinheit beschreiben

• Das Alter der betroffenen Kinder hat im Bereich der Volksschulzeit zu liegen, wobei die Art des Autismus bzw. der Zuweisungsgrund keine Rolle spielen soll.

2.3. Interview

Um einen guten Vergleich der Therapieeinheiten und der Therapiemöglichkeiten zu erzielen, wurde im Experteninterview immer nach demselben Schema vorgegangen. Zuerst wurde eine kurze soziale Anamnese, der Therapieverlauf und der heutige Status des betroffenen Kindes dargestellt und anschließend eine erfolgreiche, zielorientierte Therapieeinheit beschrieben.

In dem folgenden Kapitel werden die durchgeführten Interviews mit den erfahrenen Therapeutinnen beschrieben. Alle Gespräche wurden im Februar 2007 durchgeführt. Als Interviewform wurde das offene, teilstrukturierte Interview bevorzugt. Interviews werden teilstrukturiert genannt, wenn das Gespräch durch vorformulierte Fragen geleitet wird. Hierbei hat der Interviewer die Möglichkeit, die Abfolge der Fragen zu variieren, ist aber gehalten, die festgelegte Formulierung zu benutzen. Der Befragte kann weiterhin frei Antworten. (vgl. Wellhöfer 1989:294ff) Die Gespräche wurden auf Tonband aufgezeichnet und anschließend wortgetreu niedergeschrieben. Die Namen der Kinder wurden vom Autor geändert.

3. Datenanalyse

Bei der Suche nach einer möglichst sinnvollen Art und Weise, die große Anzahl der Schwerpunkte zu ordnen und Obergruppen zu bilden, entschied sich der Autor, die von ihm erfassten, aus den Interviews herausgehenden Gemeinsamkeiten zu beschreiben. An dieser Stelle gehört erwähnt, dass kein Schwerpunkt für sich alleine gesehen werden kann und es zu Überschneidungen in den einzelnen Punkten kommt. Auszüge aus den Gesprächen, wie Therapeuten ihre Erfahrungen mit betroffenen Kindern und deren Eltern schildern, werden mit einem Anführungszeichen gekennzeichnet.

3.1. Kontaktaufnahme
Eines der größten Herausforderungen bei der Therapie von autistischen Kindern stellt die erste Kontaktaufnahme zu den Betroffenen dar. Dies kann ein entscheidender Moment sein der die Therapie und den Therapieverlauf kurzfristig, aber auch auf Jahre beeinflussen kann. Um einen Eindruck in diese Problematik zu bekommen, werden an dieser Stelle einige Auszüge aus den Interviews präsentiert.

„Einen Zugang zu ihm zu finden, ist schwer. Ganz selten schaut er einem direkt in die Augen. Er ist nicht gerne auf dem Schoß, angefasst zu werden scheint ihm unangenehm zu sein. Versteck- und Suchspiele macht er nicht mit. Er ahmt nicht nach, was man ihm vormacht. In letzter Zeit nimmt er meine Hand und führte sie zu einem Gegenstand, den er haben möchte." (Experteninterview 3, 23.2.07)

„Nach unserem Begrüßungsritual wartete ich meist was Thomas entdeckte, welches Spiel ihn heute interessiert. Dann konnte ich aktiv auf ihn eingehen und somit unser beide Interesse umsetzen. Wenn ich versuchte ihm ein von mir ausgesuchtes Spiel anzubieten, reagierte er immer mit Rückzug." (Experteninterview 5, 27.2.07)

„Wenn Stefan zur Tür hereinkam und er war sehr aufgeregt, weil irgendetwas an diesem Tag anders war, legte ich ihn zuerst in die Hängematte die er auch gleich akzeptierte. Durch die Stimulation seiner Basissinne wurde er nach wenigen Minuten ruhiger und wir konnten mit unserer Arbeit beginnen." (Experteninterview 4, 25.2.07)

„Robert kommt in den Raum und sieht erstaunt einen fußballgroßen Tintenfleck auf dem Teppich. Ich sagte: „Oh, ein blauer Fleck". Robert sprach silbenweise nach. Er sah sich den Fleck an und legte sich lachend darauf. Ich fragte: „Wo ist der Fleck" und antwortete für ihn „Der Fleck ist weg". Er lachte und sprach freudig nach. Dann rollte er sich wieder auf die Seite und zeigt auf den Fleck. „Da ist der Fleck ja wieder" sprach ich für ihn und Robert sprach nach. Daraus wurde schließlich ein 10 – minütiges Spiel, das einige Therapiestunden lang wiederholt wurde." (Experteninterview 5, 27.2.07)

3.2. Kommunikation

Die beeinträchtigte Kommunikation autistischer Kinder, verbal oder nonverbal, wird zu den Kernsymptomen bei autistischen Störungen gerechnet und es soll auch einer der Schwerpunkte beim ergotherapeutischen Therapieansatz sein. Am stärksten sind die nichtsprechenden autistischen Menschen betroffen, da sie ihre Wünsche, Gefühle oder Bedürfnisse nicht in befriedigender Weise ausdrücken können. Die Folgen daraus können sich in Aggressivität, Frustration oder Resignation äußern. Wie ein Weg zur Kommunikation gefunden wird, ob mit Händen und Füßen oder mit speziellen Kommunikationsmitteln ist egal, berichten die Therapeutinnen.

„Josef merkt sofort wenn ich mir in meiner Handlung nicht sicher war, das nutzte er sofort aus und verweigert die gewünschte Aufgabe. Bei ihm ist es noch wichtiger gut auf die Therapie vorbereitet zu sein wie bei anderen Kindern. Meine Aussagen müssen deutlich und unmissverständlich sein und Entscheidungen zwischen zwei oder mehreren Möglichkeiten sowieso vermieden werden. Je klarer seine Aufgabe gestellt wird, desto besser konnte er sie auch ausführen." (Experteninterview 2, 13.2.07)

„Seine Kommunikation beschränkte sich damals auf verschiedene Laute, bei starken Bedürfnissen nickte er mit dem Kopf, oder nahm seine Bezugsperson bei der Hand und führte sie zu dem Gegenstand den er haben wollte." (Experteninterview 5, 27.2.07)

„In der wöchentlichen Ergotherapie wurde mit unterstützter Kommunikation, angelehnt an das Teacch- Konzept begonnen, gleichzeitig wurde ihm das dazugehörige Gebärdenzeichen gezeigt. Dabei wurden wir in Kooperation von einer Logopädin unterstützt.

Bis heute konnte Thomas seinen Wortschatz auf 20 Begriffe ausbauen, die sich hauptsächlich auf seine Grundbedürfnisse wie z.b. Essen, Trinken oder Toilette gehen beschränken." (Experteninterview 5, 27.2.07)

3.3. Struktur/ Raumanforderung

Die Gestaltung des Therapieraumes und die Auswahl der Therapiemittel ist ein wesentlicher Bestandteil bei der Therapie von autistischen Kindern. Alle Therapeutinnen waren sich darüber einig, je strukturierter je einfacher der Raum eingerichtet ist, je weniger Möglichkeiten das Therapiematerial zulässt, desto zielorientierter und erfolgreicher kann die Therapie durchgeführt werden.

„Damals wüsste ich von autistischen Kinder noch zu wenig und ich ging mit ihm ins Bällebad um ihn Fische suchen zu lassen. Das Chaos war perfekt, Josef war mit den vielen bunten Kugeln völlig überfordert und er rastete total aus. Erst als er alle Bälle herausgeschossen hatte konnte er sich wieder beruhigen. So einen Fehler macht man nur einmal." (Experteninterview 2, 13.2.07)

„David reagierte auf jede Art von Veränderung mit Aggression. Wenn die Therapie auf einen anderen Tag oder auf eine andere Zeit verschoben wurde, wenn der gewohnte Therapieraum gerade nicht frei war oder „seine" Therapeutin verhindert war, konnte eine zielorientierte Therapie nicht durchgeführt werden. Er schlug um sich, schmiss mit Gegenständen und versuchte sich selbst zu verletzen. Solche Situationen führten stark an meine eigenen Grenzen und ich überlegte sogar einen Therapieabbruch. Eine Kollegin rat mir, ihn in die Hängematte zu stecken sobald eine aggressive Reaktion von ihm erkennbar wurde, seitdem kann zumindest ansatzweise eine Therapie durchgeführt werden." (Experteninterview 3, 23.2.07)

„Bei der Therapie von autistischen Kindern ist nicht nur die Raumanforderungen wichtig, sondern auch die Auswahl des Therapiemateriales. Meistens stelle ich ein paar Spiele auf den Tisch die für Stefan passen würden und er sucht dann eines aus und beginnt damit zu spielen. Ich steige dann in die Therapie ein und kann therapeutische Interaktionen setzen. Z.B. er entscheidet sich für die Kugelbahn, die meiner Meinung eine tolle Struktur vorgibt, er beginnt mit dem Öffnen der Schachtel und legt einige Teile heraus, ich führe dann seine Hände und wir fügen gemeinsam die Teile zusammen." (Experteninterview 4, 25.2.07)

„Da sich Thomas von unserem Therapieraum zu stark ablenken ließ, begrenzten wir seinen Arbeitsplatz mit Turnmatten, seitdem arbeitet er meisten konzentriert und interessiert und konnte seine Aufmerksamkeit auf mittlerweile 40 Minuten steigern." (Experteninterview 5, 27.2.07)

3.4. Selbstständigkeit

Selbstständigkeit zu entwickeln, ist ein sehr hochgestecktes und übergeordnetes Ziel, das nur selten erreicht wird. Das wichtigste, aus der Sicht der Therapeutinnen, ist es bei den autistischen Kindern Bedürfnisse zu erwecken, so dass sie Teilschritte übernehmen können und so die meist überlasteten Eltern entlasten können. Das beste Werkzeug dazu besitzen Ergotherapeuten in der Alltagshandlung. Der Weg zur Teilselbstständigkeit ist meist vorgegeben, zuerst sollte man das Interesse für eine Tätigkeit erwecken, die Handlung unterstützt, geführt und/ oder adaptiert durchführen lassen und durch mehreren Wiederholungen seinen Erfolg unterstützen.

„Josef wollte sich nicht die Zähne putzen, er sah keinen Sinn darin warum er das tun sollte, es war anstrengend und unangenehm. Vor einigen Monaten probierten wir eine elektrische Zahnbürste aus und es gefiel ihm von Anfang an. Die Vibration tat ihm gut, seit dem Tag putzt er sich seine Zähne selbstständig." (Experteninterview 2, 13.2.07)

„Das selbstständige Anziehen war für die Mutter von Stefan ein großes Anliegen, aber er wollte einfach nicht. Bei einer Therapieeinheit bemerkte ich, das ihm etwas kalt war. Ich nahm seine Jacke, legte sie neben ihn und wartete ab was Stefan macht. Einige Minuten passierte gar nichts, wir saßen uns gegenüber und sahen uns an. Als ihm wieder fröstelte schnappte er seine Jacke zog sie an und schloss den Reisverschluss." (Experteninterview 4, 25.2.07)

„Mein Ziel war, dass Thomas sich ein Glas Limonade einschenken kann. Ich versuchte, in Anlehnung an das Affolter- Konzept ihn zu führen. Zuerst sträubte er sich bis er bemerkte, dass ja er die Bewegung durchführt. Diese Tätigkeit wurde jedes Mal zu Beginn der Therapie durchgeführt und dauerte über ein halbes Jahr bis er mich eines Tages zurückwies und die Limonade alleine ins Glas goss." (Experteninterview 5, 27.2.07)

3.5. Verhaltensstruktur

Wie in der Entwicklung aller Kinder ist es wichtig auf die eigenen Grenzen und auf die der Kinder zu achten, die immer wieder versuchen, diese neu abzustecken. Umso mehr müssen diese Grenzen bei autistischen Kindern beachtet werden, die auf Grund ihrer Beeinträchtigung oft nicht zwischen richtig und falsch unterscheiden können. Gestik, Mimik oder Gefühle anderer Menschen sind ihnen zum Teil fremd und sie sehen keinen Sinn darin diese ernst zunehmen. In der Therapiesituation ist zu beachten, dass die gemeinsam gesetzten Grenzen nicht überschritten werden. Im speziellen bei der Beendigung der Stunde kommt es häufig zu Eskalationen, da die Kinder noch in ihrer Handlung verharren möchten, berichten die Therapeutinnen. Oft will man als Therapeut in einer Stunde zu viel erreichen und beachtet nicht das Entwicklungstempo und die Zeit, die die Kinder benötigen. In der Pubertät kann es zu besonderen Herausforderungen kommen, wie aus einem Interview herausgeht.

„Eines Tages fing Josef an sich in der Öffentlichkeit auszuziehen und hatte sichtlich Spass daran, andere Menschen damit zu belästigen. Das ging sogar soweit, dass er sich öffentlich zu Befriedigen begann. Er scheute auch nicht davor zurück sich in Lebensgefahr zu bringen, z.B. versuchte er öfters aus dem fahrenden Bus zu springen und genoss es andere in Panik zu versetzen. Diese Verhaltensweisen wurden damit beendet, dass sich Eltern, Lehrer und Therapeut darauf einigten ihm eine klare Grenze zu ziehen. Wenn er diese Grenze wieder überschreitet, wurde ihm der Besuch „seines" Spielplatzes verwehrt, den er über alles liebt. Zuerst reagierte Manuel auf diese Art der „Bestrafung" mit aggressiven Verhalten und Tobsuchtsanfällen, doch wir (Eltern, Lehrer, Therapeut) blieben unserer Linie treu. Mittlerweile akzeptiert er diese Grenze und es kam schon länger zu keinem ähnlichen Vorfall." (Experteninterview 2, 13.2.07)

„Wenn man als Therapeut selber gut strukturiert ist, ist das für den Therapieverlauf von Vorteil, glaube ich. Autistische Kinder fordern von dir, dass du voll konzentriert bist und merken wenn du Unsicherheiten zeigst. Je größer dein Therapierepertoire ist, je besser du auf eine Therapiestunde vorbereitet bist, desto besser wird sie dir gelingen. (Experteninterview 2, 13.2.07)

3.6. Stereotypien

Die anhaltenden und unangemessenen Wiederholungen von Handlungen, Körperhaltungen und Redemustern, ohne erkennbarem Ziel oder Zweck, ist bei Kindern mit autistischen Störungen häufig zu beobachten, und können wenn überhaupt, nur durch starke Reize von außen unterbrochen werden, stellen die Therapeutinnen fest. Die große Herausforderung des Therapeuten ist es sich in diese Handlung einzuklinken um vom autistischen Kind wahrgenommen zu werden. Stereotypien dürfen nicht mit Tics oder Nachahmungen verwechselt werden, denn sie sind eindeutige wiederkehrende, andauernde Bewegungen oder Verhaltensmuster.

„ Im dritten Lebensjahr war er nicht mehr wegzubringen von Drehbewegungen aller Art, Schranken und Aufzugstüren die auf und zu gingen, Rotorblätter eines Hubschraubers oder blinkender, drehender Lichter. Auch sein Spielverhalten äußerte sich in Stereotypien wie stundenlanges Drehen eines Spielzeugautoreifens. In dieser Zeit entwickelte er ein außergewöhnliches Verhalten indem er alle seine Bewegungen rückwärts ausführte. Markus ging rückwärts, stieg rückwärts ins Auto oder fuhr mit seinem „Gogomobil" rückwärts." (Experteninterview 1, 7.2.07)

„Als großes Problem gestaltete sich auch sein anormales Essverhalten, da alles was er aß quadratisch geschnitten werden musste. Ob Ei, Obst, Fleisch oder Gemüse alles musste quadratisch geschnitten werden. Weiche Speisen lehnte er ab." (Experteninterview 1, 7.2.07)

„Der Kleine scheint in seiner eigenen Welt zu leben. Ganz versunken kann er sich stundenlang mit verschiedenen Gegenständen beschäftigen. Er benutzt sie aber nicht richtig, interessiert sich nicht für die Funktion der Dinge, auch nicht bei Spielzeugen. Vielmehr streicht er gern über die verschieden beschaffenen Oberflächen, dreht an beweglichen Teilen oder bewegt einfach einen Stock zwischen seinen Fingern." (Experteninterview 2, 13.2.07)

„Ohne seinem Stofftier, seiner Windel (die er ohne Unterbrechung um die Nase drehte) und seinem Schnuller ging gar nichts, er hatte Angst und war unsicher. Vergaß er eines der drei Dinge war eine Therapie unmöglich. Durch die Variationen seiner Handlungen in der Therapie und zu Hause, konnte Stefan mittlerweile seine Gewohnheiten ablegen. Zur zeit braucht er den Schnuller nur mehr zum Schlafen." (Experteninterview 4, 25.2.07)

3.7. Therapieansätze

Die Expertinnen beschreiben einheitlich, das es in der Regel nicht darauf ankommt die einzig wahre Therapie zu finden, sondern zu sehen, welche Therapien sich als „optimal" für die Bedürfnisse des betroffenen Kindes herausstellt. Das Vorliegen eines bestimmten Symptoms (z.B. selbstverletzendes Verhalten) spricht noch nicht automatisch für den Einsatz einer bestimmten Intervention. Es hängt vielmehr von der Stärke des Verhaltens, dem Alter des Kindes, seinem Entwicklungsstand ab und wie spricht das Kind auf die bereits vorgenommene Therapie an.

„Die besten Konzepte und Ideen nützen nichts, viel wichtiger ist Beobachtungsgabe und das Einfühlungsvermögen gegenüber den autistischen Kindern. Kein anderes Krankheitsbild fordert dich so wie der Autismus." (Experteninterview 1, 7.2.07)

„Markus reagierte damals empfindlich auf jeglichen Lagewechsel und auf Berührungen entgegnete er mit Abwehrhaltung. Die Therapie wurde in Anlehnung an das Bobath – Konzept begonnen, mit dem Ziel mehr Sicherheit in den verschiedenen Bewegungsübergängen zu erreichen. Die Bewegungen wurden langsam durchgeführt, unter Berücksichtigung des Lageuntergrundes welcher in weiterer Folge öfters verändert wurde." (Experteninterview 1, 7.2.07)

„Je vielseitiger man arbeiten kann, desto besser. Auf jeden Fall ist die Liebe zur Arbeit, Geduld und die volle Aufmerksamkeit zu den Kindern Voraussetzung. Unsere Gesellschaft ist sehr verbal orientiert, zuviel verbale Anleitung würde die meisten Autisten verwirren und man stößt sehr bald auf seine Grenzen." (Experteninterview 4, 25.2.07)

„Stefan erlernte die meisten Tätigkeiten über das Puppenspiel. Die Puppen zeigten ihm etwas vor und in der oder den nächsten Therapiestunden ahmte er ihre Bewegungen nach und konnte die Situation auf sich übertragen." (Experteninterview 4, 25.2.07)

3.8. Elternarbeit

Auch die Aufklärung der Eltern über das Krankheitsbild ihres Kindes gehört laut Interviews zu den Aufgaben des Therapeuten. Was können bzw. müssen sie ihren Kind zutrauen, in welchen Situationen sind sie überfordert oder wie sollte die Umgebung gestaltet sein, die Antworten auf solche entscheidende Fragen sollte den Eltern übermittelt werden.

„Als er noch ein ganz kleines Baby war, merkten wir schon, dass etwas nicht stimmte, denn er erwiderte unser Lächeln nicht, zuerst dachten wir er mag uns einfach nicht, bis uns die Erpotherapeutin aufgeklärt hat." (Experteninterview 1, Elterngespräch, 7.2.07)

„In den ersten Therapiestunden war die Mutter eher störend, sie traute Stefan nichts zu und nahm ihm zu Hause alle Tätigkeiten ab weil sie sich für seine Krankheit schuldig fühlte. Unzählige Gespräche mit ihr, in und außerhalb der Therapiestunde führten dazu, dass sie, nach mittlerweile drei Jahren Therapie mit Stefan, ihm die erarbeiteten Handlungsschritte auch zu Hause umsetzen lässt. Dabei sollte der Therapeut auch nie den Entwicklungsstand vergessen, was sollte ein Kind in seinem Alter können." (Experteninterview 4, 25.2.07)

„Am auffälligsten ist, dass unser Kind sich nicht zuwendet, wenn wir es rufen. Das Gehör haben wir untersuchen lassen, es ist völlig in Ordnung. Leider macht er auch keine Anstalten zu sprechen." (Experteninterview 5, Elterngespräch, 27.2.07)

4. Fallbeispiel

Zur besseren Verdeutlichung wurde vom Autor ein Fallbeispiel gewählt, um den Lesern ein noch besseres Bild eines autistischen Kindes zu präsentieren. Dieses Beispiel ist ein Auszug eines Interview 1 vom 7.Februar 2007 und wurde sinngemäß niedergeschrieben.

4.1. Markus, 7 Jahre

Markus wurde der Ergotherapeutin das erste Mal mit 7 Monaten vorgestellt, er war ein Schreibaby, ließ sich nicht stillen und wendete sich von den Eltern ab. Er hatte damals extreme Ernährungsschwierigkeiten und war stark unterernährt. Eine künstliche Ernährung des Babys wurde bereits in Erwägung gezogen. Zu diesem Zeitpunkt hatte er auch Modulationsstörungen im taktilen und vestibulären Bereich. Markus reagierte empfindlich auf jeglichen Lagewechsel und auf Berührungen entgegnete er mit Abwehrhaltung. Das größte Problem der Eltern war zu dieser Zeit das Abwehrverhalten ihres Kindes. Dies ging so weit, dass sie glaubten ihr Kind möge sie nicht. Die Ergotherapeutin versicherte ihnen, dass das Problem eine andere Ursache hat, was für die Eltern eine Erleichterung war.

Die Therapie wurde in Anlehnung an das Bobath – Konzept begonnen, mit dem Ziel mehr Sicherheit in den verschiedenen Bewegungsübergängen zu erreichen. Die Bewegungen wurden langsam durchgeführt, unter Berücksichtigung des Lageuntergrundes welcher in weiterer Folge öfters verändert wurde. Markus wurde von der Ergotherapeutin bis zu seinem 2. Lebensjahr durchgehend 1x wöchentlich therapiert, anschließend wurde eine Pause mit gelegentlichen Kontrollen vereinbart.

Im 3. Lebensjahr begann Markus wieder mit Schreikrämpfen, extremen Abwehrverhalten gegenüber fremden Personen und er war nicht mehr wegzubringen von Drehbewegungen aller Art, Schranken und Aufzugstüren die auf und zu gingen, Rotorblätter eines Hubschraubers oder blinkender, drehender Lichter. Auch sein Spielverhalten äußerte sich in Stereotypien wie stundenlanges Drehen eines Spielzeugautoreifens. In dieser Zeit entwickelte er ein außergewöhnliches Verhalten indem er alle seine Bewegungen rückwärts ausführte. Markus ging rückwärts, stieg rückwärts ins Auto oder fuhr mit seinem „Gogomobil" rückwärts. Diese Gewohnheit entstand als Markus sich einmal von seiner Großmutter verabschiedete und dabei zurückging. Dies gefiel ihm so gut, dass er die Rückwärtsbewegung beibehielt.

Als großes Problem gestaltete sich auch sein anormales Essverhalten, da alles was er aß quadratisch geschnitten werden musste. Ob Ei, Obst, Fleisch oder Gemüse alles musste quadratisch geschnitten werden. Weiche Speisen lehnte er ab.
Eine weitere Auffälligkeit ist sein sensationelles Nummerngedächnis. Bereits im Alter von fünf Jahren wusste er von allen Tunneln Österreichs die Länge, die Höhe und ihre Tragfähigkeit. Die Informationen dazu holte er sich selbstständig von Zeitschriften und aus dem Internet.

Als Kindergarten wurde gemeinsam mit den Eltern ein heilpädagogischer Kindergarten ausgewählt, den er bis zur Schule besuchte. In dieser Zeit wurde Markus einmal wöchentlich therapiert, abwechselnd Einzeltherapie und Gruppentherapie, damit er sich an andere Menschen gewöhnt und seine Stereotypien die er entwickelt ablegt.

Markus entwickelte sich so gut, dass er in einer Integrationsklasse eingeschult werden konnte. Zurzeit besucht er die zweite Klasse Volksschule, kann sich gut mitteilen und wird nach dem normalem Lehrplan unterrichtet. Auch sein Essverhalten hat sich normalisiert.

4.2. Beschreibung einer gut gelungenen Therapiestunde

Die Beschreibung der Therapiestunde versuchte der Autor in die bereits beschriebenen Obergruppen, die sich aus den Interviews ergeben haben, zu gliedern. Im Fallbeispiel wurde deutlich, dass die Komponenten die in dieser Arbeit herausgehoben wurden, wichtig für die Gesamtstruktur der Therapie sind. Die erwähnten Punkte wie Frühförderung (bereits im 7. Lebensmonat), Kontaktaufnahme (Bewegungsübergänge nach Bobath), Selbstständigkeit oder die Gestaltung des Umfelds sollen bzw. müssen in das ganzheitliche Therapiekonzept einfließen. Durch die Beschreibung der Therapiestunde soll das Fallbeispiel weiterführend, abgerundet werden.

Struktur:

Damals war Markus knappe 4 Jahre alt und seine Therapiestunden wurden immer am gleichen Wochentag zur selben Uhrzeit und durch ständige Wiederholungen gestaltet, indem er eine Autobahn mit Tunnel baute, wodurch er und seine Therapeutin durchkriechen konnten. Dazu stellte er Ampeln auf, errichtete eine Tankstelle und Autos mussten auch vorhanden sein.

Stereotypien/ Kommunikation:

Wie bereits erwähnt entwickelte er die Eigenart alle Bewegungen rückwärts auszuführen. Seine Therapeutin legte ihm vor der Therapiestunde klar, dass heute alle Bewegungen vorwärts geschehen müssen, wenn er das Therapiezimmer betritt darf kein Rückwärtsgang verwendet werden. Dies löste zwar großes Erstaunen bei Mutter und Kind aus, aber Markus akzeptierte die Aufforderung seiner Therapeutin.

Er baute wie gewohnt seine Autobahn mit Ampeln, Tankstelle, Tunnel und platzierte die Autos alles mit Vorwärtsbewegungen. Im Tunnel versuchte er wieder mit dem Auto rückwärts zu fahren, aber seine Therapeutin überzeugte ihn, dass sie nach vorne mussten, indem sie Markus sagte, dass der Benzin war knapp und sie Hunger hatten und die Tankstelle lag vor ihnen. Markus wurde bewusst, dass er nach vorne musste um zu Tanken und um Essen zu kaufen.

Elternarbeit:

Für zu Hause bekam Markus den Auftrag alle Bewegungen wieder vorwärts durchzuführen. Die Aufgabe seiner Mutter war es ihn dabei unterstützen und zu kontrollieren. Zwar versuchte Markus zu Hause in sein altes Schema zurück zufallen, aber seine Mutter erinnerte ihn an die Abmachung mit der Therapeutin. Seit diesem Tag an führt Markus seine Bewegungen wieder in die „richtige" Richtung aus.

5. Diskussion/ Schlussfolgerung

In diesem Kapitel beschreibt der Autor Parallelen in den Behandlungsansätzen, die sich aus den Interviews ergeben haben. Zur besseren Lesbarkeit werden die Schwerpunkte und Obergruppen wie im vorherigen Kapitel gereiht. Um die Wichtigkeit dieser Beschreibungen und Parallelen zu unterstreichen, werden einige Beispiele aus der Literatur in der Arbeit angeführt.

5.1. Kontaktaufnahme

Die Kontaktaufnahme in den ersten Therapieeinheiten stellt sich als besondere Herausforderung dar und dabei stoßen die Therapeutinnen oft auf Schwierigkeiten und ihre eigenen Grenzen. Durch die Unberechenbarkeit der Kinder mit autistischen Störungen kommt es nicht selten zu einem spontanen Abwehrverhalten gegenüber dem Therapeuten und es wird auch von körperlichen Angriffen wie beißen, schlagen und kratzen berichtet. Emotionen werden oft falsch gedeutet oder gar nicht erst verstanden. Diese möglichen Probleme müssen bei der Kontaktaufnahme berücksichtigt werden und verlangen ein großes Einfühlungsvermögen.

Die meisten Therapeutinnen greifen gut gelungene Aspekte auf, und vermeiden negative Erfahrungen mit den autistischen Kind. Dadurch entwickelt sich oft ein gewisses Ritual zu Beginn der Therapieeinheit, wie z.B. die Schuhe ausziehen, die Jacke auf den Haken hängen, die Therapeutin begrüßen und auf dem Lieblingssessel platz nehmen. So ein Ritual kann dazu beitragen, das später die eigentlichen Therapie durchgeführt werden kann. Das selbe gilt auch für die Beendigung der Therapiestunde. (siehe 4.5. Verhaltensstruktur) Als weiterer wichtigen Punkt bei der Kontaktaufnahme sehen die Therapeutinnen, dass der Impuls der Kinder aufgenommen und weitergeführt wird. Das erkennen dieses Impulses erfordert allerdings viel Erfahrung, bei der Therapie von autistischen Kindern,

5.2. Kommunikation

Die Entwicklung der Lautsprache erfolgt oft über eine lange Phase der Echolalie, manche der betroffenen Personen kommen über diese Phase nicht hinaus. In allen geführten Interviews stellte sich die Kommunikation als Kernsymptom der Problematik.

Kommunikation bedeutet nicht nur Sprache, sondern beschreibt vielmehr den Sinn was will mein Gegenüber von mir und wie kann ich meine Wünsche, Anliegen vermitteln. Ob dies über Kommunikative Sprachtherapie, über Gebärden oder einfachen Gesten vermittelt wird ist nebensächlich.

Die Kommunikation ist die Kontaktaufnahme zur Außenwelt und zu anderen Menschen. Manche Autisten scheinen die Außenwelt kaum wahrzunehmen und teilen sich ihrer Umwelt auf ihre eigene ganz individuelle Art mit. Die visuellen und auditiven Wahrnehmungen sind oft deutlich intensiver als bei neurologisch typischen Menschen, daher scheint als Selbstschutz eine gewisse Abschaltfunktion im Gehirn die Reizüberflutung auszublenden.

Da autistische Kinder meist Schwierigkeiten im Sprachverständnis haben, ist es wichtig, dass die Ergotherapeutinnen ihre Sprache gezielt einsetzen. Zu beachten ist, dass Formulierungen klar und deutlich sind und in kurzen Sätzen gesprochen wird. Anfangs können dies auch nur 2 Wort- Sätze sein, wobei immer nur ein Auftragsinhalt verpackt werden soll. Die Erfahrung zeigt, dass es die Art und Weise, wie mit dem Kind gesprochen und alles angeleitet wird, ist, die es ihm ermöglicht in der Therapie Handlungen zu übernehmen.

Ein wesentlicher Grundstock für die Kommunikation bildet die Kommunikative Sprachtherapie (KS). Dieses Verfahren beschreibt Helbig (1988) auf der Basis der Arbeit von Schmidt – Giovanni (1976). Traditionelle, nicht an autistische Kinder angepasste Verfahren der Sprachtherapie scheitern oft an mangelnder Motivation der Kinder, die in Verweigerung übergehen kann. Die KS entstand aus der Intention, spontane Interessen des autistischen Kindes zu nutzen und sie so zu eigenen sprachlichen Äußerungen anzuregen. Helbig fasst die Grundzüge wie folgt zusammen.

1. Das Kind bestimmt den Ablauf der Therapie durch seine Interessen und Handlungen.
2. Der Therapeut bringt sich ein und wirkt mit. Er versucht eine Interaktion herzustellen, ohne die Motivation des Kindes langfristig zu stören.
3. Wesentliche Aufgabe des Therapeuten ist die möglichst treffende Verbalisierung des jeweils vorherrschenden Bedürfnisses oder der Empfindung des Kindes.
4. Der Therapeut besteht darauf, dass das Kind das vollständig (also in einem Sinn erkennbare) Vorgesagte zunächst silbenweise, später in größeren Einheiten wiederholt.
5. Die sprachliche Äußerung muss, zumindest in der Anfangszeit, ein für das Kind positives Erlebnis bewirken. (vgl. Helbig, 1988: 53)

Wie aus dieser Beschreibung hervorgeht, müssen die autistischen Kinder, um von dieser Art der Therapie profitieren zu können, bestimmte Voraussetzungen erfüllen. Neben einem gewissen Sprachverständnis müssen die Fähigkeit, einfache Laute zu bilden und zu imitieren, sowie ein Interesse an der Auseinandersetzung mit der unmittelbaren Umwelt gegeben sein.

5.3. Struktur/ Raumanforderung

Veränderungen der Umwelt, wie z.B. umgestellte Möbel oder ein anderer Schulweg, können autistische Menschen beunruhigen und verunsichern. Manchmal geraten Betroffene auch in Panik, wenn sich Gegenstände nicht mehr auf ihrem gewohntem Platz oder in einer bestimmten Anordnung befinden. Ein unangekündigter Besuch oder ein spontaner Ortswechsel kann sie ebenfalls völlig aus der Fassung bringen. Solche, oder ähnliche Situationen können Kinder mit autistischer Störung leicht aus der Fassung bringen und sie reagieren mitunter mit Aggression oder Verschlossenheit. Von allen Therapeutinnen wird darum empfohlen, einen Art Notfallplan im Hinterkopf zu haben, damit Eskalationen vermieden werden können.

Die Veränderungsangst ist bei Kindern mit autistischer Störung besonders ausgeprägt. Sie reagieren mit Angstparoxysmen (überraschende, anfallsartige Angstattacken), mit Schreien und Erregungszuständen, wenn die gewohnte Ordnung in der Wohnung, die Stellung der Möbel und der Spielsachen oder ständig wiederkehrende Verrichtungen, wie Nahrungsaufnahme, Spaziergänge oder Körperpflege eine Abwandlung erfahren oder zeitliche Gewohnheiten nicht eingehalten werden (vgl. Tschöpe, 2005:37)

Ein der Behinderung angepasstes Umfeld, eine klare Struktur des Therapieraumes oder ein geregelter Tagesablauf, ist für Kinder mit autistischen Störungen darum besonders wichtig. Durch passende Umgebung werden oft Verhaltensprobleme reduziert und die Therapie erst möglich, stellen einige Therapeutinnen fest. Zusätzlich zu der Neigung zu Stereotypien wirken oft auch die geringe Konzentration und Ausdauer erschwerend. Ohne ständige Ansprache und Ermutigung ziehen sich die Kinder sehr schnell zurück, darum ist es bei autistischen Kindern wichtig, zumindest in der Anfangsphase der Therapien, das Einzel-Setting zu wählen.

Janetzke (1993) beschreibt vier typische Schritte warum eine gute Struktur des Therapieraumes, und eine reizarme Umgebung unumgänglich für die Therapie autistischer Kinder sind.

1. In einer reizarmen Umgebung wird der Blickkontakt des Kindes verstärkt, um seine Aufmerksamkeit zu fördern.
2. Eine nonverbale Imitation des Therapeuten wird aufgebaut (erst grob und feinmotorische allgemeine Bewegungen, dann spezielle Imitation von Mundbewegungen).
3. Aufbau eines verbalen Imitationsverhaltens (von Einzellauten zu Wörtern).
4. Aufbau kommunikativer Sprachverwendung. (vgl. Janetzke 1993: 302)

5.4. Selbstständigkeit

Selbstständigkeit im Alltag sollte ein übergeordnetes Ziel für die Menschheit sein. Bei autistischen Kindern wird davon ausgegangen, dass sie nicht fähig sind, ihr Handeln schrittweise, logisch und vorausschauend zu planen und umzusetzen. Menschen mit Autismus haben offenbar Probleme, ihr Handeln zu steuern, auch wenn sie intellektuell gut begabt sind. Hauptaufgabe der Therapeutinnen liegt darin, die Interessen der Kinder zu erwecken und zu fördern und diese in den Alltag zu integrieren. Warum soll sich ein autistisches Kind anziehen, wenn ihm nicht kalt ist. Wieso soll er sich etwas zum Trinken zubereiten wenn er keinen Durst empfindet. Erst wenn ein Bedürfnis erweckt wird ist das Kind bereit selbstständig zu Handeln.

Allgemein wird damit die mangelnde Antizipationsfähigkeit autistischer Menschen angesprochen, so dass ihr Rückzug auf ein stereotypes und/ oder begrenztes Verhaltensrepertoire ebenso verständlich wird wie ihre Panikattacken und Aggressionen in komplexen Situationen, die sie überfordern. So führen Untersuchungen zu der Vermutung, dass Autisten noch größere Schwierigkeiten in der Handlungsplanung als in ihrer beeinträchtigten „Theory of Mind"[1] haben. Es bedeutet, dass ihr Verhalten weniger durch die mentale Vorstellungskraft, sondern stärker durch externe, situationsabhängige Stimuli gesteuert wird. (vgl. Poustka et al 2004:33)

5.5. Verhaltensstruktur

Grenzen zu beachten und Regeln aufzustellen ist ein Grundgedanke den man bei der Therapie von Autisten immer beachten muss. Zu schnell eskaliert eine Situation oder Aggressionen erzeugen ohne Vorankündigung ein Chaos, das ein Weiterführen einer Therapie behindert oder unmöglich macht. Kompromisse und Entscheidungen verwirren die Kinder mehr als es ihnen nützt und sollten Vermieden werden. Eine klare Struktur des Verhaltens und eine klare Vorgabe einer Tätigkeit, ermöglicht es den Kindern sich in der Therapiesituation zurechtzufinden.

Die Beendigung einer Therapiestunde mit autistischen Kindern stellt sich ebenfalls als Herausforderung heraus. Bis eine Therapie begonnen wird kann es unter Umständen etwas dauern, dann finden die Kinder Interesse an der Tätigkeit, und wenn sie so richtig „warm" sind, ist es meistens schon an der Zeit, die Therapiestunde zu beenden. Darum ist es ganz wichtig eine Handlung zu finden, die auch rechtzeitig wieder beendet werden kann. Sinnvoll ist es diese Beendigung zu strukturieren. Sie kann mit dem Zusammenräumen der Spielsachen oder dem Reinigen der Arbeitsfläche beginnen und mit einem

---

[1] Theory of Mind, bezieht sich allgemein auf das Begreifen und Erkennen mentaler Zustände wie Gedanken, Überzeugungen, Wünsche und Absichten (Petermann/ Kusch/ Niebank 1998:144)

Verabschiedungsritual enden. Die meisten Therapeutinnen verwenden solche Strategien und Rituale um eventuelle Entgleisungen zu vermeiden.

Geistige Zustände von Wissen, Denken und Empfinden können weder anderen Menschen noch der eigenen Person zugeschrieben werden. Zugleich erfahren sie auch keine Berücksichtigung im eigenen Wollen und Handeln. Autisten behandeln daher Menschen wie Objekte oder aber fühlen sich von ihnen bedroht und gestört, da sie deren Verhaltensweisen und Verhaltensabsichten nicht einschätzen können. (vgl. Tschöpe, 2005:98)

5.6. Stereotypien

Die starke Objektbezogenheit ist häufig auf eine bestimmte Art von Gegenständen beschränkt. Ihre Aufmerksamkeit ist auf wenige Dinge, wie Wasserhähne, Türklinken, oder kariertes Papier gerichtet, die sie magisch anziehen, so dass alles andere an ihnen vorbeigeht. Oft finden sie in Gegenständen einen anderen Zweck, wie z.B. Spielsachen in Größen und Farben zu sortieren, oder ihr einziges Interesse an einem Spielzeugauto ist es, die Räder ununterbrochen zu drehen.

Bei vielen autistischen Menschen scheint die visuelle Wahrnehmung Besonderheiten aufzuweisen. Manche Kinder zeigen Stereotypien, die ihre Augen betreffen, z.B. können sie stundenlang winzig kleine Gegenstände ansehen, wedeln mit den Händen vor den Augen herum oder sind fasziniert von den Effekten, die sich durch ein ständiges Betätigen des Lichtschalters ergeben. Andere zeigen selbstverletzende Verhaltensweisen, die ihre Augen mit einbeziehen, z.B. Augenbohren. (Weiß, 2002: 127)

Die Früherkennung einer autistischen Störung kann das Leben des Kindes und deren Umfeld entscheidend beeinflussen (vgl. 1.4.2.). Zum einen scheitert dieses Erkennen an der Entscheidungskraft und Einsicht der entscheidenden Personen, zum anderen kann eine zu frühe intensive Therapie dazu beitragen, dass die Kinder sich in ihrem Schneckenhaus zurückziehen. Darum ist die Früherkennung besonders wichtig, um dem Kind eine sanfte, spielerische, aber richtungsweisende Therapie zu ermöglichen.

Eine frühzeitig erfolgte und tiefgreifende Störung interpersonell – affektiven Beziehung eines Kindes kann deutliche Defizite bei der Symbolisierungsfähigkeit bewirken. Diese Störung kann nicht nur die charakteristisch „autistischen" Defizite im kognitiven, Sprach- und Sozialbereich verursachen, sondern auch die eingeschränkten und stereotypen Verhaltensweisen des Kindes. (Hobson, 1990:135)

5.7. Therapieansätze

Die therapeutischen Bemühungen sind immer individuell zu sehen und sind abhängig vom Umfeld und dem Schweregrad der Erkrankung. Wir streben an die Wahrnehmungs- und Sinnesverarbeitung zu verbessern, die Kommunikationsfähigkeit zu erhöhen, die motorischen Fertigkeiten zu trainieren, die sozialen Kompetenzen zu erweitern und für eine angemessene Wissensvermittlung zu sorgen. Der fachorientierte Unterricht darf dabei auf keinen Fall vernachlässigt werden. Auch wenn die Kinder scheinbar nicht zugänglich sind, bekommen sie oft mehr mit als man denkt.

Bei der Therapie von autistischen Kindern muss auf das individuelle Entwicklungstempo eingegangen werden und es ist unbedingt darauf zu achten die geringe Reizschwelle nicht zu überfordern. Entscheidend ist auch, dass man sich auf die Kinder einlässt und das Gespür entwickelt, was will das Kind, was will es mir damit sagen, berichten die Expertinnen.

Ausgehend von der individuellen Entwicklung des Patienten muss ein ganzheitlicher Behandlungsplan aufgestellt werden, in dem die Art der Behandlung einzelner Symptome festgelegt und die einzelnen Behandlungsarten aller Berufsgruppen aufeinander abgestimmt werden. Bei autistischen Kindern muss das gesamte Umfeld (Eltern, Familien, Kindergarten, Schule, Bezugspersonen) in den Behandlungsplan mit einbezogen werden.

Der Körperkontakt gestaltet sich bei allen Kindern mit autistischer Störung unterschiedlich, da sie ein individuell anderes ausgeprägtes Bedürfnis nach Körperkontakt haben. Einerseits nehmen manche mit völlig fremden Menschen direkten und teils unangemessenen Kontakt auf, andererseits kann auch jede Berührung für sie aufgrund der Überempfindlichkeit ihres Tastsinns unangenehm sein. Daher gestaltet sich auch der Therapieansatz bei autistischen Kindern unterschiedlich und kann sich im Laufe der Zeit verändern. Wird z.B. zu Beginn der Behandlung die geführte Interaktion nach Affolter oder die sanfte Stimulation der Cranio – Sakralen Therapie noch akzeptiert, weil es neue Sinnoseindrücke vermittelt, so kann sich das Verhalten der Betroffenen schlagartig ändern und sie dulden nicht einmal mehr einen Händedruck zum Abschied.

Einigung herrscht bei den Expertinnen über die Art der Therapievariationen. Alle beschreiben, dass es keine bestimmte Therapieform für Autismus gibt und die Variationen so vielseitig sein müssen wie das Krankheitsbild selbst. Die Art der Therapie wird meist aus dem Bauch heraus entschieden, die Vorgabe dafür gibt meist das Kind.

5.8. Elternarbeit

Die Zusammenarbeit mit den Eltern wird von den befragten Therapeutinnen als Kernpunkt jeder Therapie angesehen. Beginnend mit der Frage, welche Probleme bestehen im Alltag für sie und das Kind, welche Vorlieben, Stärken, Schwächen und Interessen haben sich im Laufe der Zeit entwickelt, wann bzw. bei welchen Situationen ist ihr Kind glücklich oder traurig. In weiterer Folge sollen Therapieerfolge oder erlernte Strategien auch für zu Hause angewandt werden, um diese zu festigen und natürlich der ständige Informationsaustausch mit den Eltern, was ist in der Therapie geschehen, gab es Reaktionen seit der letzten Behandlung oder ist etwas Entscheidendes vorgefallen.

Auch zu Hause kann man die Selbstständigkeit der Kinder unterstützen und Rücksicht auf die besondere Art der Wahrnehmung nehmen. Dazu brauchen die Eltern und Bezugspersonen Beratung und Anleitung. Es ist aber auch unerlässlich, sie bei der Therapieplanung einzubeziehen, denn sie kennen ihr Kind am Besten und verbringen die meiste Zeit mit ihnen, berichten die Therapeutinnen einstimmig.

Schwierig sehen die Therapeutinnen die soziale Interaktion, schon in den ersten Lebensmonaten durch fehlende Kontaktaufnahme zu den Eltern, insbesondere der Mutter. Viele Kinder mit dem Krankheitsbild Autismus strecken der Mutter nicht die Arme entgegen, um hochgehoben zu werden. Sie lächeln nicht zurück, wenn sie angelächelt werden und nehmen zu den Eltern keinen angemessenen Blickkontakt auf.

Als ein wichtiger Teil einer erfolgreichen Autismustherapie wird heute die Einbindung der Eltern bzw. der Familie gesehen. Sie kennen ihr Kind am besten und verbringen die meiste Zeit des Tages mit ihm. In der Zusammenarbeit zwischen Eltern und Fachleuten sind beide Parteien gleichberechtigt und sollten sich gegenseitig ergänzen. Während Eltern früher oft als Verursacher der Störung ihres Kindes galten, werden sie heute von vielen zu Recht als wichtigste Ressource des Kindes angesehen. (vgl. Weiß 2002:229)

5.9. Zusammenfassung

In der Ergotherapie werden die verschiedensten Behandlungsansätze individuell koordiniert und den jeweiligen Bedürfnissen des Kindes angepasst. Neurophysiologische, entwicklungspsychologische, pädagogische und therapeutische Aspekte werden berücksichtigt. Die Therapie muss deshalb immer nach dem Alter und den Anforderungen, die der Alltag an das Kind stellt, graduiert werden. Das Einfühlungsvermögen und die Beobachtungsgabe des Therapeuten spielen dabei die wesentlichste Rolle, da meist das

Kind selbst den Impuls für das weitere Therapiegeschehen gibt. Um die Probleme der autistischen Menschen auch nur annähernd verstehen zu können, muss man sich auf die ganz individuelle Situation einlassen. Parallelen in den Behandlungsformen sind daher sehr übergeordnet einzustufen.

Im Zentrum der Ergotherapie stehen die sensomotorischen Basisfunktionen und damit die verschiedenen Konzepte zur Behandlung der Wahrnehmungsstörung. Da das autistische Kind vor allem in der Integration der verschiedenen Einzelinformationen oder Einzelleistungen Schwierigkeiten hat, gewinnt die sensorische Integration immer mehr an Bedeutung. Für die ganzheitliche Behandlung ist aber auch die Zusammenarbeit mit anderen Fachbereichen und Berufsgruppen notwendig.

Auch die Familiensituation muss berücksichtigt werden. Die Eltern sollen vor allem lernen, ihr autistisches Kind gezielt zu beobachten, um Situationen zu nützen und das Kind in seinem Bemühen zu unterstützen, die Umwelt zu begreifen und Reize zu integrieren. Es erscheint weniger sinnvoll, wenn die Eltern Therapieprogramme oder Übungen zu Hause durchführen und dadurch das normale Familienleben stören. Für das autistische Kind ist der normale Tagesablauf sehr wichtig, es soll ja Zusammenhänge verstehen lernen um Sicherheit zu gewinnen und dazu eignen sich die alltäglichen Verrichtungen ganz besonders gut. Hier kann die Familie sinnvoll das Kind unterstützen, indem sie es immer wieder aktiv mit einbezieht, indem es z.B geführt wird.

Wenn zu Hause isolierte Übungen durchgeführt werden, so können diese das Kind sogar irritieren, da diese Übungen nicht in ein Gesamtgeschehen eingebettet sind. Auch ist zu bedenken, dass eine konsequente Durchführung solcher Übungen viel Zeit benötigt, die für eine Familie eine zusätzliche Belastung darstellt und auf die Dauer zu weiteren Schwierigkeiten, wie z.B Geschwisterprobleme führen kann.

Wie beim neurologisch betroffenen Kind ist die Frühtherapie beim autistischen Kind wesentlich , da so bei vielen Kindern die Stereotypien vermieden und bei einigen Kindern auch eine Auflösung der autistischen Verhaltensweisen erreicht werden kann. Je nach dem Schweregrad der Behinderung, je nachdem, ob eine zusätzliche Beeinträchtigung vorliegt, wird die Behandlung mehr oder weniger erfolgreich sein. Eine Rolle spielt sicher auch das jeweilige Therapieverfahren, dessen Indikation von dem jeweiligen Störungsbild des einzelnen Kindes abhängt. Nicht jedes Konzept ist für jedes Kind das richtige, wie bei den Medikamenten muss die „Verträglichkeit" berücksichtigt werden. Ein weiterer wichtiger Gesichtspunkt ist auch die jeweilige Akzeptanz des Konzeptes von den Eltern, denn das Kind muss spüren können, dass Eltern und Therapeuten gemeinsam hinter dieser Vorgehensweise stehen.

Abschließende Worte

In dieser Arbeit konnte ich meine eigene Meinung nur schwer einbringen, dazu müsste man weitreichende medizinische und psychologische Kenntnisse besitzen. Der multifaktorielle Erklärungsansatz erscheint wesentlich und ist sicherlich wichtig für die Ableitung von Therapiekonzepten. Besonders wichtig erscheint mir die Forschung im Bereich der Wahrnehmungsverarbeitung und Handlungsstörung, da dort die Therapie am besten Ansetzen kann. Natürlich sollten auch die Primärursachen weiterhin beachtet werden, denn eine ursächliche Behandlung wäre wohl am hilfsreichsten. Außerdem erachte ich eine Öffentlichkeitsarbeit, die sich auf den aktuellen Forschungsstand bezieht und Vorurteile hinsichtlich der Ursache abbaut, für wichtig.

Zum Abschluss möchte ich einen Autisten zu Wort kommen lassen, dessen Erklärung die Wissenschaft ermutigen sollte, im Bereich der Handlungsstörungen und Wahrnehmungsverarbeitungsstörungen weiter zu forschen.

„Was ist die Ursache für Autismus"

- „Ich glaube alles kommt vom Schaden im seelensagenden, ahnensuchenden, versuchenden Gehirn beim Schalten von Gedanken zur Bewegung."

- „Ich verstehe Autismus als Behinderung des Vorwärtsdenkensagenschaffens."

- „Ich oberschaffender Mensch sehe den Autismus vorsichtig obersuchend als wahrbeschattendes, schonsuchendes, sehsuchendes, körpersehendes, wahrhörsuchendes, handelnsuchendes, wollensuchendes Wändeschaffen vermeidendes Sehens an." Lutz Bayer (Verein zur Förderung von autistisch Behinderten 1996: 6)

Literaturverzeichnis

Aarons, Maureen/ Gitters, Tessa (2000): Das Handbuch des Autismus. Ein Ratgeber für Eltern und Fachleute. Weinheim/ Basel: Beltz

Bartels, Andrea (2003): Autismus. Ursachen, Symptomatik und Verlauf, Therapie und Hilfe. In Ergotherapie. Zeitschrift für angewandte Wissenschaft, 4. Jg., H.1, 7 – 27

Bernard – Opitz, Vera (2005): Kinder mit Autismus – Spektrum – Störungen (ASS). Ein Praxisbuch für Therapeuten, Eltern und Lehrer. Stuttgart: Kohlhammer

Bormann – Kischkel (1996). Wissen und Wahrnehmung von Gefühlen bei autistischen Menschen. Vortragsmanuskript für die 2. Münchner Kinder – und jugendpsychiatrische Symposion über psychische Entwicklungsstörungen

Dilling, H., Mombour, W. & Schmidt, M.H. (1992). Weltgesundheitsorganisation – Internationale Klassifikation psychischer Störungen. ICD-10 Kapitel V (F), Klinisch-diagnostische Leitlinien. Bern: Huber

Dzikowski, S. (1996): Ursachen des Autismus. Weinheim: Dt. Studienverlag

Ensslen, Sabine/ Berner, Barbara (2001): Früherkennung und Frühtherapie bei Kindern mit Verdacht auf frühkindlichen Autismus. In: Praxis Ergotherapie, 14. Jg., H.5, 288 – 294

Helbig, V. (1988): Kommunikative Sprachtherapie. Band 1. Aktuelle Entwicklung in der Therapie autistischer Kinder. Dortmund: Verlag modernes lernen

Hobson, R.P. (1990): On psychoanalytic approaches to autism: American Journal of Orthopsychiatrie, 60.

Howlin, P. (1997): Prognosis in autism: European Child and Adolescent Psychiatry, 6.

Krämer, Ida.(1998): Autismus im Erwachsenenalter. München: Grin

Kehrer, Hans E. (1989): Autismus – diagnostische, therapeutische uns soziale Aspekte. Heidelberg: Asanger

Klin, A. & Cohen, D.J. (1997): Ethical issues in research and treatment.

New York: Wiley & Sons

Lefevre, Francoise (1997): Schwarze Wolke – Niemandsland.

Bad Langensalza: Beltz

Mailloux, Zoe (2004): Sensorisch - integrative Interventionen bei Kindern mit
autistische Störung. Grundlagen und Therapie bei Entwicklungsstörungen.
Berlin/ Heidelberg/ New York: Springer, 396 – 415

Müller – Teusler, Stefan (1999): Autismus, Leben in anderen Beziehungen.
In: Praxis Ergotherapie, 12. Jg., H.2, 88 - 90

Janetzke, H. (1993). Stichwort Autismus. München: Heyne

Poustka, Fritz/ Bölte, Sven/ Feineis- Matthews, Sabine/ Schmötzer, Gabriele (2004):
Ratgeber Autistischer Störungen. Informationen für Betroffene, Eltern, Lehrer und
Erzieher. Band 5.Göttingen/ Bern/ Toronto/ Seattle: Hogrefe

Rimland, B. (1994): Comparative effects of treatment on children's behaviour.
San Diego, CA: Institute for Child Behaviour Research

Spiel, Georg/ Gasser, Augustine (2001): Autismus in der Fachdiskussion. In: Rollet, Brigitte
A./ Kastner – Koller, Ursula (2001): Praxisbuch Autismus. Ein Leitfaden für Eltern,
Erzieher, Lehrer und Therapeuten. 2. überarbeitete Auflage. München/ Jena: Urban &
Fischer, 225 – 242

Tschöpe, Bernd (2005): Studienletter Autismus. Freiburg im Breisgau: Lambertus- Verlag

Verein zur Förderung von autistisch Behinderten e.V.: Autistische Menschen verstehen
lernen II mit Beiträgen von Betroffenen. Stuttgart 1996

Weiß, Michaela: Autismus – Therapien im Vergleich: Ein Handbuch für Therapeuten und
Eltern. Berlin: Ed. Marhold im Wiss.- Verl. Spiess

Wellhöfer,P. R.: ,,Grundstudium Sozialwissenschaftliche Methoden und Arbeitsweisen. Eine
Einführung", Ferdinand Enke Verlag, Stuttgart 1984, S.122ff. und Dr. R. Schnell, Dr.
P. B. Hill, Dr. Elke Esser: ,,Methoden der empirischen Sozialforschung", 2.Aufl., R.
Oldenbourg Verlag, München 1989, 294ff.

Wögerbauer, Karin (2006): Kinder mit Autismus – Spektrum - Störungen.
Unveröffentlichte Diplomarbeit. Linz: Akademie für Ergotherapie

www.autismus-online.de

Abbildungsverzeichnis

Tabellenverzeichnis

Anhang

1. Fragebogen

Allgemeine Fragen

1. Seit wie vielen Jahren arbeiten sie als Ergotherapeutin
   - ☐ weniger als fünf Jahre
   - ☐ weniger als zehn Jahre
   - ☐ mehr als zehn Jahre

2. Sind sie zur Zeit freiberuflich oder in einer Einrichtung tätig
   - ☐ freiberuflich
   - ☐ in einer Einrichtung
   - ☐ freiberuflich und in einer Einrichtung

3. Welche Zusatzausbildungen/ Fortbildungskurse haben sie absolviert
   - ☐ Sensorische Integration   ☐ Bobath
   - ☐ Affolter   ☐ Sonderegger
   - ☐ Cranio- Sacral   ☐ Frostig
   - ☐ Verhaltenstherapeutische Konzepte, welche...
   - ☐ Sonstige Fortbildungen

4. Wie viele autistische Kinder haben sie bereits behandelt (mit oder ohne der Diagnose Autismus).
   - ☐ 1 – 3 Kinder   ☐ 4 – 6 Kinder
   - ☐ 7 – 10 Kinder   ☐ mehr als 10 Kinder

5. Wie viele der Kinder hatten auch die Diagnose „autistische Störung" bzw. Autismus
   - ☐ alle
   - ☐ teilweise
   - ☐ keine

6. Gab es andere Zuweisungsgründe
   - ☐ nein
   - ☐ wenn ja, welche

7. In welcher Frequenz erfolgte die Therapie

    ☐ 14 – tägig

    ☐ einmal in der Woche

    ☐ mehrmals in der Woche

8. Über welchen Zeitraum erstreckte sich die Behandlung

    ☐ weniger als 3 Monate

    ☐ weniger als 6 Monate

    ☐ mehr als 6 Monate

9. Behandeln sie die Kinder in Einzeltherapie oder in der Gruppe

    ☐ Einzeltherapie   ☐ Gruppe   ☐ beides

Spezielle Fragen

10. Mit welchen Hauptproblemen/ Alltagsproblemen kommen die Kinder
    bzw. die Eltern zur Therapie

11. Welche Befundinstrumente verwenden sie

12. Wo lag das Hauptproblem aus Sicht der Eltern/ Lehrer

13. Welche Ziele ergaben sich für die Behandlung

14. Konnten die gesteckten Ziele erreicht werden

15. Gab es Schwierigkeiten/ Grenzen in der Behandlung

16. Gibt es spezielle Anforderungen an die Gestaltung des Therapieraumes

2. Auswertung des Fragebogens

Die Berufserfahrung aller fünf Therapeutinnen liegt bei über fünf Jahren, mehr als die Hälfte besitzt sogar über zehn Jahre Therapieerfahrung.

Die Frage zur momentanen beruflichen Situation beantworteten drei Therapeutinnen mit einer Anstellung in einer Institution, eine arbeitet zu Zeit freiberuflich und eine ist in einer Einrichtung und freiberuflich beschäftigt.

Folgende Zusatzausbildungen gaben die Befragten an: Die sensorischen Integration (SI) gefolgt von den Konzepten Bobath und Affolter, der Cranio – Sakralen Therapie, der Ausbildung nach Sonderegger und der Frostigtherapie. Als sonstige Fortbildungen wurden unterstützte Kommunikation, Piaget und das therapeutische Puppenspiel genannt.

Die Frage, wie viele autistische Kinder in der beruflichen Laufbahn behandelt worden sind, wurde mit mindestens drei Kindern beantwortet. Der Großteil der Therapeutinnen kann jedoch auf sieben bis zehn Kindern Therapieerfahrung zurückgreifen.

Alle Therapeutinnen gaben an, dass die Diagnose autistische Störung nur teilweise gestellt wurde, als andere Zuweisungsgründe wurden allgemeiner Entwicklungsrückstand (EWR), EWR mit autistischen Zügen, Verhaltensauffälligkeit, EW – Verzögerung, geistige Behinderung und Wahrnehmungsschwierigkeiten genannt.

Zur Therapiefrequenz schrieben vier der fünf Therapeutinnen, dass sie die Kinder einmal in der Woche therapieren, eine beschreibt den Rhythmus von 14 Tagen bzw. mehrmals in der Woche. Dabei wurde angegeben, dass sich die Therapiefrequenz ganz nach dem Schweregrad des behandelten Kindes richtet. Dasselbe gilt für den Zeitraum der Behandlung.

Das Setting, ob Einzeltherapie oder Gruppentherapie wurde unterschiedlich beschrieben und wird vom Schweregrad der Erkrankung gewählt. Der Großteil der Therapeutinnen behandelt zu Beginn im Einzelsetting, um den Kindern die benötigten Rahmenbedingungen zu schaffen. Erst in späterer Hinsicht werden die Kinder mit autistischer Störung in einer Gruppentherapie integriert.

Zu Beginn des speziellen Teils wurde die Frage nach den Hauptproblemen bzw. den Alltagsproblemen gestellt mit denen die Kinder und deren Eltern zur Therapie kommen. Die meisten Schwierigkeiten haben die Betroffenen in den Bereichen Kommunikation und den Aufgaben des täglichen Lebens wie Anziehen, Körperpflege oder das selbstständige Essen, sowie die Eigenheiten im Essverhalten. Auch die soziale Eingliederung in Kindergarten und Schule bzw. ihr Spielverhalten werden häufig als Hauptproblem genannt. Als weitere Gründe nannten die Therapeutinnen die motorische Entwicklung, das stereotype Verhalten, Emotionslosigkeit und Störungen in der Aufmerksamkeit und in der Handlungsfähigkeit. Auch die physische und psychische Belastung der Eltern wird oft als Grund für einen Therapiebeginn angegeben.

Als Befundinstrumente wurden hauptsächlich die Beobachtungen im Spielverhalten und der Arztbefund genannt. Der Wahrnehmungsbefund nach Sonderegger, Auszüge aus dem DTVP2 und dem SIPT, bzw. die Förderdiagnostik für Mehrfach – und Schwerstbehinderte nach Fröhlich bieten sich als Befundungsinstrumente an.

Die größten Probleme für Eltern und Lehrer stellen sich in der Ablenkbarkeit, der schlechten Aufmerksamkeit, der Unberechenbarkeit und den Überforderungsreaktionen der autistischen Kinder dar. Oft wird auch die Sorge um die Entwicklung und die Zukunft der betroffenen Kinder als Antwort gegeben.

Als Behandlungsziele wurden am häufigsten die Kommunikation und die Interaktion zu verbessern genannt, genauso wie die Verbesserung der Basissinne, die Selbstständigkeit oder die Selbstsicherheit zu steigern und Strategien bzw. Kompensationen zu erlernen. Auch die Elternarbeit wird einige Male als Ziel angegeben. Diese Ziele konnten laut Fragebogen meist nur teilweise erreicht werden und es wurde öfters darauf hingewiesen, dass keines der Kinder es schaffte, unauffällig zu werden.

Die Kontaktaufnahme in den ersten Therapieeinheiten stellt sich als besondere Herausforderung dar und dabei stoßen die Therapeutinnen oft auf Schwierigkeiten und ihre eigenen Grenzen. Durch die Unberechenbarkeit der Kinder mit autistischen Störungen kommt es nicht selten zu einem spontanen Abwehrverhalten gegenüber dem Therapeuten und es wird auch von körperlichen Angriffen wie beißen, schlagen und kratzen berichtet. Bei der Therapie von autistischen Kindern muss auf das individuelle Entwicklungstempo eingegangen werden und es ist unbedingt darauf zu achten die geringe Reizschwelle nicht zu überfordern, berichten die Therapeutinnen.

Auf die Gestaltung des Therapieraumes wird besonderer Wert gelegt. Als Anforderung dazu wurde ein Raum mit guter Struktur, der wenig Reize zur Ablenkung bietet genannt. Der typische SI – Raum mit Linsen - oder Bällebad, die Kletterwand und Schaukeln aller Art würden die Kinder mit autistischen Störungen in erster Linie überfordern und können nur einzeln, individuell und abhängig vom Schweregrad der Erkrankung eingesetzt werden. Die generelle, materielle Eingrenzung des Therapiematerials und die Einhaltung der festgelegten Grenzen werden empfohlen und wird als Vorraussetzung für einen Therapieerfolg beschrieben.